U0278063

A 5 Is Against the Law!

[美] 卡丽·邓恩·比龙 著
（Kari Dunn Buron,MS）

潘 敏 译

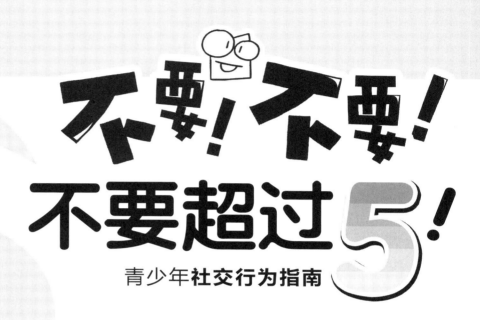

不要！不要！不要超过5！

青少年社交行为指南

Social Boundaries: Straight Up!

An honest guide for teens and young adults

5级量表系列

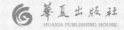

华夏出版社
HUAXIA PUBLISHING HOUSE

本书献给所有参加过明尼苏达州

乔治湖北方勇气营的露营探险者们，

你们教会我太多太多。

我想要感谢······

我要感谢我的好朋友乔伊丝·桑托（Joyce Santo），谢谢她一直愿意帮助我想出好主意。像乔伊丝这样的朋友会让好的主意变得更加出彩！

我还要感谢安妮·戴维斯（Anne Davis），谢谢她花时间看稿件，帮我选出合适的词语表达。

我要感谢我的朋友葆拉·雅各布森（Paula Jacobsen），她的建议很有帮助，让书中的活动变得更丰富多彩。

我要感谢我的朋友莎拉·阿特伍德（Sarah Attwood），她既是位编辑，也是位作者，最重要的是，她还是我的好朋友。在她的建议下，我把内容写得更为适用。

最后，我要感谢我的编辑——柯尔斯滕（Kirsten），她能真正了解我的想法，而且和她共事很是有趣。

推 荐 语

"这本实用指南非常棒，可以帮助孤独症人士深入了解社交习俗和规则。做完书上这些活动后，孤独症人士将能够更清楚地知道如何避免冒犯别人或惹上官司。我们在澳大利亚的诊所里运用卡丽的这些方法为高功能孤独症人士和阿斯伯格综合征人士提供服务。"

——托尼·阿特伍德（Tony Attwood, PhD）

世界知名的阿斯伯格综合征研究专家，《阿斯伯格综合征完全指南》

（*The Complete Guide to Asperger's Syndrome*）作者

"对于那些社交界限有问题的学生和他们的老师／照顾者，这本书很有意义，它可以帮助学生在回应周围复杂世界的过程中学会抽象的概念。通过在不同的情境中使用5级量表，卡丽展示了其他人的观点和'隐性课程'如何改变我们的学生对问题严重性的看法，包括看法如何从'奇怪'变为违法。该书是《神奇的5级量表》（第2版）强有力的补充。它是市面上少有的几本针对社交认知障碍青少年和成人的书籍，为他们提供了实用的指导。"

——米歇尔·加西亚·温纳（Michelle Garcia Winner, MA, CCC-SLP）

社交思维®（Social Thinking®）创始人，著有《我是一名社交小侦探》（*You Are A Social Detective!*）和《想想你，想想我》

（*Thinking About You Thinking About Me*）

"终于见到这本书了！书中的方法易于使用，帮助我们学会了如何命名和应对不同程度的焦虑、挫折和愤怒。这本书的出版如同雪中送炭，为阿斯伯格综合征人士、高功能孤独症人士以及那些帮助他们应对各种强烈情绪的人带来了温暖和力量。"

——斯蒂芬·M. 肖尔 (Stephen M. Shore, MA)

孤独症领域作家、顾问和发言人，

美国孤独症协会和新英格兰阿斯伯格综合征协会理事会成员

"《不要！不要！不要超过 5！：青少年社交行为指南》以一种有创造性的、有趣的形式描述了许多青少年和年轻人面临的社交情境，坦诚且平实。该书风格很受读者欢迎，他们读完定会感同身受。书中的建议和活动都很棒。我希望它能成为一本畅销书。"

——利安娜·霍利迪·威利 (Liane Holliday Willey, EdD)

《故作正常》(*Pretending to Be Normal*) 和《家中的阿斯伯格综合征》(*Asperger Syndrome in the Family*) 作者

"让我们的青少年和成人知道哪些行为会让他们惹上官司，这是我们教育工作的重点。非常感谢卡丽·邓恩·比龙为我们提供了宝贵的资源。该书易于操作，为读者提供了解决这些重要问题的实用方法。"

——黛安娜·阿德雷翁（Diane Adreon）

迈阿密大学 / 诺瓦东南大学孤独症及相关障碍中心副主任

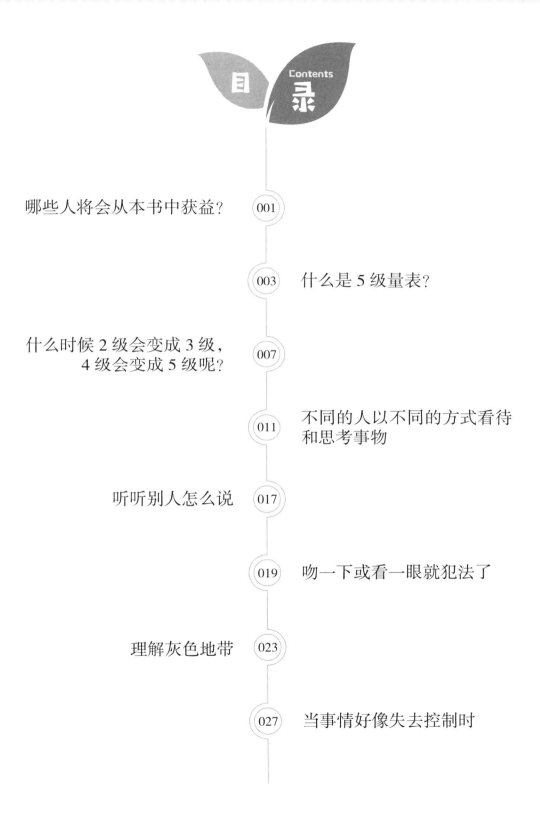

Contents

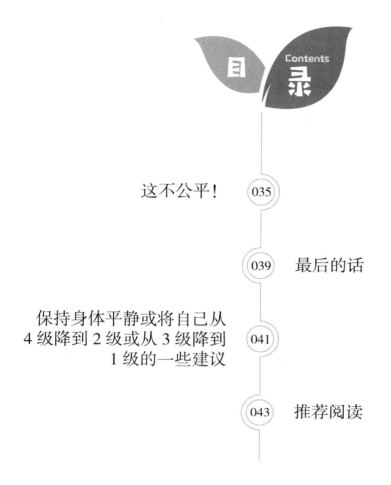

目录 Contents

哪些人将会从本书中获益?

- 如果你因为和别人聊天的方式或是触碰别人的方式而惹上麻烦，本书将对你有益。

- 如果你想找到朋友、融入社会，但总是因犯错误而很难融入，本书将对你有益。

- 如果你曾经想恋爱，但你喜欢的对象（你追求的人）却举报你性骚扰，本书将对你有益。

- 如果你仅仅是想多了解你自己和他人，本书将对你有益。

本书将在以下几个方面帮助你

1. 它能教会你如何使用 5 级量表，进而帮你了解自己和他人。

2. 它能帮你理解这一点：对于相同的行为，你和他人的看法却会不一样。

3. 它能给你举出一些例子，来说明某些无意中发生的事情可能会让你惹上很麻烦的官司。

4. 它能解释压力或焦虑如何让你难以理性思考以及做出正确的决定。

5. 它能帮你意识到有些情境可能是你难以应对的，它会帮你出一些好主意，在下次面对这些情境时，你就能学会如何放松自己的身心。

6. 它能帮你把大脑变得更强大、更富有逻辑，使你能更好地理解让自己感到困惑不解（有时是感到有压力）的社会交往。

什么是 5 级量表？

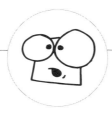

　　5 级量表是一种解读**你的行为**的方式，它会让你更好地理解自己的行为。5 级量表把想法和行为分解成五个等级，这样我们就能更好地理解不同**等级**的行为。

　　你可以为不同类别的行为制定不同的量表。制定量表的第一步是将你的行为分级，然后从视觉上展示每一级的行为会让他人有什么感受，带来什么样的后果。

看看这个：

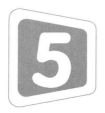

伤害别人的身体或威胁别人的行为。这些行为违反了法律，比如，打别人或抓别人的私处。如果这样做，你就会丢掉工作、被学校停学，甚至要去坐牢。

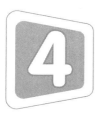

吓人的行为。此类行为包括咒骂别人或眼睛瞪着别人。你很有可能会被开除或被留校察看。这种行为也有违反法律的可能。

古怪的行为。这种行为会让他人觉得不舒服。它包括和别人坐得太近，或出其不意地把脸和别人的脸靠得太近，还包括没有受到邀请就出现在别人的聚会上。这种行为让别人觉得紧张不安，你有可能会被单位开除，但它没有违反法律。

合理的行为。受到别人的邀请后再去参加聚会，和自己认识的人聊天，这些都是合理的行为。类似的行为还包括：和别人约好一起玩棋牌类游戏，在学校里和小组成员一起学习、吃午餐。在此等级上，大家互相享受各自的陪伴，这样也能更好地增进彼此之间的了解。

非正式的、亲切随意的社交行为。比如，在学校的走道上向别人挥手或微笑着看向对方。如果你只是随口说了句"你好"，然后继续向前走，这也属于 1 级。这样做绝对没问题，这是大多数人打招呼的方式。

一旦了解了量表的不同等级，你就可以开始为自己的行为评估等级了。有一点很重要，你要理解自己在不同等级时的感受，还要弄清楚别人对你的每个等级行为的感受。不管你相不相信，面对同样的行为，有些人给出的行为等级和对该行为的看法与你的完全不一样，而这些人又会影响最终发生的事情。这方面的问题我们会在后面详细讨论。

老板多半只关心自己的员工能否把工作做好，但是如果很多人说你的行为让他们感到害怕，你恐怕会丢掉工作，即使**你并不想去吓唬别人**。我知道这听起来不公平，可有时候事情就是这样，所以我建议你了解一下量表，看看自己的行为到底处在哪一级。

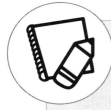

下面的活动很有趣，可以让你的父母、老师或社交技能团体给你提供一点点帮助。

刚开始就让你独自一人做这个活动的话，你可能会有一点挫败感。在每个数字后面填写符合该等级的行为。

5

4

3

2

1

什么时候 2 级会变成 3 级，4 级会变成 5 级呢？

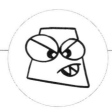

　　关于社交行为，有个有趣的但有时还会令人困惑的现象：你小时候的某个行为，别人会认为它是 2 级行为，也就是说是完全可以接受的行为；可是你长大一点后，同样的行为却会变成 3 级——有点奇怪。

　　其中有个例子是关于我朋友的（我们叫他弗雷德），他对头发情有独钟。他喜欢头发摸起来的感觉和闻起来的味道。弗雷德上小学时，经常摸其他学生的头发。在学校排队时，如果排在别人后面，他就会把头靠向前面那个人，闻一闻他/她的头发。大家觉得这个行为有点奇怪，但没有人因此真的害怕他。弗雷德只是个小男孩，所以每个人都觉得他的行为等级只是 3 级——有点奇怪而已。

　　弗雷德上中学后，仍然喜欢闻别人的头发，所以他会寻找机会尽可能地靠近别人的头发。有一天，他把脸凑近一个女孩的头发，这个女生尖叫了起来！

　　不仅如此，她还告诉校长和父母弗雷德以吓唬她的方式在骚扰她。校长同意这个说法：弗雷德的这种行为，过去被认为是 3 级，现在已经是 4 级了——真的很可怕，很可能已经违法了。

　　行为评级也会因为你和谁在一起而有所改变。例如，另一个人（我们叫他卡洛斯）和几个高中的同校男孩一起出去玩，他注意到他们都在说脏话骂人。卡洛斯希望自己合群，所以他也说了几句脏话。似乎没有人在意他说了脏话，卡洛斯自己也觉得说脏话骂人是一种合理的、可以被接受的行为——因为没有人因此表现出害怕，也没有人觉得这很奇怪。

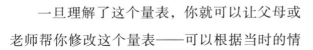

有一天，卡洛斯因为骂老师，被直接送去了办公室。他完全糊涂了，因为他认为在学校里是可以骂人的。校长告诉他骂人不是 2 级，甚至不是 3 级行为，骂老师已经是 4 级行为了——违反了规定。

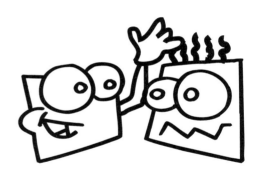

一旦理解了这个量表，你就可以让父母或老师帮你修改这个量表——可以根据当时的情况、和谁在一起或者年龄的大小修改。最好让你的校长或老板知道使用这个量表可以帮到你。

———— **活动** ————

思考活动：想一些你年少时经常做的事情，那时被认为是 2 级行为，但如今会被认为是 3 级甚至是 4 级行为。

你认为评级为什么会改变呢？

这种变化合理吗？

评级的变化对你来说意味着什么呢？

不同的人以不同的方式看待和思考事物

还有一种使用 5 级量表的方法，那就是在填写量表时，你先填写你自己对各种行为的看法，再让其他人填写他们的看法，最后看看你们填写的结果是否一致。

了解周围的人如何**看待**你的行为很重要。例如，我认识一个女孩（我们叫她爱丽丝），她痴迷于各种东西的味道。她一天到晚都在说什么东西会有什么味道。有时她说的是很普通的食物组合，如花生酱和巧克力；可有的时候，她说的是一些不寻常的东西，如把奶油浇在汉堡上。

大多数人都知道爱丽丝喜欢聊不同的口味，所以她认为这个习惯不会超过 2 级或者至多不会超过 3 级。后来有一天，在古代史课上，老师说了一个故事，是关于一群食人族的。爱丽丝一下子兴奋起来——她以前从未想过人类吃起来会是什么味道。现在，她忍不住去想这个问题，甚至还问其他人，人身上各个部位尝起来是什么味道。

爱丽丝的老师和同学都因为她问的问题变得非常不安，爱丽丝也被送回了家。校长告诉爱丽丝的父母，他觉得她不能再来学校了，她把同学们都吓到了，他们觉得在她周围很危险。很明显，别人把她的行为评为 4 级以上。

这个差异主要是由不同的视角引起的！爱丽丝认为她只是问了一个简单（重复却简单）的问题，但其他人认为，她实际上是在想一个活生生的人尝起来是什么味道。

其他人的想法会如何影响你和你的未来，现在你想明白了吗？

因为这部分内容很重要，我下面会给你多举几个例子。我认识一个家伙（叫他乔吧），他对阿道夫·希特勒（Adolph Hitler）很着迷。他对希特勒如何影响世界历史的进程很感兴趣。希特勒成了乔最喜欢聊的话题。刚开始时，其他同学觉得这个话题是 3 级（虽然有些奇怪，但不至于吓人）。但是，乔不停地聊这个话题，其他人就认为这个行为到 4 级了。他们开始觉得既然乔对希特勒如此着迷，那么他可能赞同希特勒的所作所为，甚至有计划去效仿希特勒。事实当然不是这样的，可他们就是这样想乔的。很快，他们都不和乔说话了。

活动

另外一项活动：填写下面两个量表。

1. 找个同伴（父母、老师或是朋友都行）。你们一起列出一系列的不同行为（如盯着别人看、和别人坐得太靠近、骂别人，或仅是向别人说"你好"）。确保把所有让你惹上麻烦的行为都涵盖进来。

2. 现在你们俩针对这些行为填写量表（分开做，不许偷看哦）。你先根据你自己的想法填写每个行为是哪个等级，然后再想一下，别人会把这个行为放在哪个等级。

3. 现在来比较两个量表。面对不同的行为，你们俩的想法一致吗？

等级	你的想法	猜测别人的想法
5		
4		
3		
2		
1		

等级	你的想法	猜测别人的想法
5		
4		
3		
2		
1		

听听别人怎么说

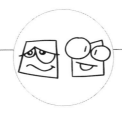

没有人能够完全理解他人的观点，知道这一点很重要。我们都会偶尔犯一些社交方面的错误，而且完全是无意的。举个例子，也许是谈话进行得太快了，有的话没经过思考就脱口而出，然后"糟了"！在你回过神之前，你已经伤害了别人的感情，或让别人生气了。

发生这种情况时，要记住一点，你是可以弥补错误的。

一旦你自己意识到出了问题或看到别人的脸变得不耐烦，但不知道是什么原因时，你可以问他："是我说错或做错什么了吗？"如果答案是肯定的，那就和他说："对不起。"

人们常为社交中遇到的磕磕碰碰说"抱歉""遗憾"。 即使你不是故意让别人难堪，向别人道歉通常也是让事情好转的最快方式。

弥补错误的另一种方法是询问朋友或信任的人，问问他们是否认为你犯了错误。大多数人经常这样做，因为如果意识不到自己犯了什么错误，我们就很难从错误中吸取教训。要想了解我们自己、了解我们的声音听起来如何，以及我们使用身体语言（我们通过手势、和他人之间距离的远近或面部表情向他人传递的信息）的情况，向关心我们的人询问是个好方法。

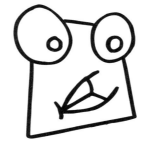
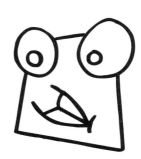

———— 活动 ————

邀朋友一起做的活动： 询问你的朋友或你信任的人，问问他们对你的身体语言、声音语调和面部表情的看法。他们是不是认为，你在说想说的话时都伴随身体语言呢？例如，有时候在和别人说话时，我们的语气听起来会比实际上的更生气一些，对方可能会问："你是在生我的气吗？"

这是很直接的回应，可在其他情况下，别人可能就不会问你是不是生气了，也许只会**放在心里**不说出来，你却被蒙在鼓里。

可以就下面的话题聊一聊：

● 你的声音通常听起来怎么样？

● 你的面部表情看起来怎么样？

● 当你与别人交谈时，你的眼睛聚焦在哪里？

● 当你在解释某事时，你的手在做什么？

● 当你想要表达一个观点时，你的脸离对方有多远？

除非你信任的人告诉了你，否则你很难知道事实是什么。

吻一下或看一眼就犯法了

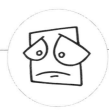

另外一个 2 级行为变成 5 级行为的例子

社交界限的过失是指你离别人太近、看别人的时间太长，或触摸别人的方式让他们觉得不舒服。换句话说，你越过了他们的社交界限。过失是在无意中发生的。说它是过失，是因为你自己不认为该行为"不恰当"或冒犯了别人。

理解社交界限很重要，因为如果把界限弄错，你可能会惹上麻烦，或无意中失去一位朋友。

随着年龄的增长，社交界限也在变化。孩子长时间地看着别人，对方也发觉孩子在盯着他/她看，孩子的妈妈可能不得不告诉孩子盯着别人看是不礼貌的。但那没什么大不了的，换句话说，它差不多是 3 级行为。

但如果一个 16 岁的男孩长时间地盯着别人看（尤其是女性），对方可能会认为他是在"**色眯眯地看着**"自己，或认为他在想办法来害自己，所以会觉得他的行为充满敌意，很吓人（像 5 级行为）。实际上，你小时候的那些被认为是"不礼貌的行为"，等你长大了，就会变成"充满敌意的行为"，因为你破坏了社交界限。

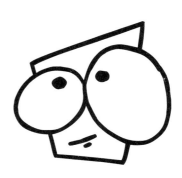

　　社交界限会让人产生很多困扰，因为男女朋友相处和约会时有许多不成文的社交规则。如果男女双方都特别喜欢对方，**双方经过讨论后，确定**彼此心仪，那么接吻通常就属于 2 级（私下）或 3 级（公共场合）行为。但是，如果一名高中学生亲吻了一位女生，可是那位女生不喜欢他，这种亲吻就是犯罪，它违反了法律。不开玩笑地说，女生可以起诉他，他的行为触犯了法律。

活动

试一试：找一位家长、老师或朋友，你们一起列出 1 级和 2 级的
社交行为。它能帮你了解做哪些行为时，对方和你在一起会很开心。

1 级	2 级

——————————————— 活动 ———————————————

一项社交技能小组的额外活动——关于社交思维（social thinking）的练习。

《隐性课程》(*The Hidden Curriculum*, Myles, Trautman, & Schelvan, www. asperger. net) 这本书以及含有隐性课程想法、一天使用一页的日历 (www.asperger.net) 都涉及了社交行为和社交界限中的**细节**。长时间地盯着别人看、不要在老师或老板面前说脏话都属于这些细节。

如果你的老师有关于隐性课程的书或日历，你可以通过它寻找想法；另外，你还可以和小组成员一起讨论，然后做出比较。

想一想哪些行为是粗鲁的行为，哪些是违法的行为。列出来：

粗鲁或让人讨厌的行为（3级）	违法的行为（5级）

理解灰色地带

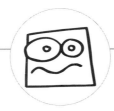

社交互动和社交界限让有的人感到很有压力，因为他们往往害怕犯错。这可能是一种生存本能。如果他们没有学习尽可能多的社交潜规则，他们的社交就会陷入困境。这种社交潜规则有时又被称为"隐性课程"，因为即使我们要去学习它，通常我们也不会主动讨论它。

有的人对社交的理解比其他人更快，这就好比有的人学习数学或阅读比其他人更快。每个人都不一样，社交可能是某些人的强项，可你却在这方面苦苦挣扎。理解社交界限可能很难，因此你需要有自己的危机处理计划。5级量表可以帮助你解决这个问题。

例如，我认识一位年轻人，他叫罗伯特。他觉得一位女生很漂亮，整天想着要去吻她。罗伯特的想法可谓是"非黑即白"，可现实中，浪漫绝对是个"灰色"区域，所以他遇到麻烦也就不足为奇了。

罗伯特认为，他只要挑一个自己喜欢的女孩，然后她就会自然而然地成为自己的女朋友。他注意到高中的走廊上有男孩和女孩在接吻。但他不知道，追女朋友是个漫长的过程，在接吻之前还有很多步要走。

罗伯特还注意到，有时男孩会和女朋友聊聊她们的身材。他甚至注意到在电视节目和电影中，一些十几岁的男孩也聊这个。这些男孩都很受欢迎，他们既不是罪犯，也不是流氓。罗伯特想让

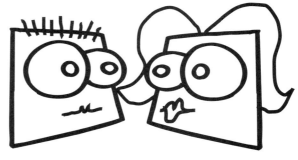

自己喜欢的女孩做他的女朋友。因此，有一天罗伯特就跟在她后面。当她回头看他的时候，罗伯特说她的身材太正点了。女孩吓坏了，因为她认为这是种威胁行为（5级！），她向学校的联络警官告发了罗伯特。警官告诉罗伯特，他正"游走在违法的边界"，如果不改过自新，他就会陷入大麻烦。

这下罗伯特**完全糊涂**了。他不知道自己做错了什么，也不知道自己应该做什么！显然，他遇到了麻烦，可如果没有搞清楚状况，他又怎么能把事情处理好呢？

要是警官和罗伯特知道 5 级量表的话，那就太好了。再邀请一位教育辅助者加入，他们就可以向罗伯特说明，在他吓到女孩时，他的行为就成了 5 级行为了。女孩不知道罗伯特脑子里在想什么，因此无法确定她是安全的还是处于危险之中。罗伯特的老师或家长可以帮助他了解哪些行为是 2 级行为，这些安全的行为甚至可以帮助他找到女朋友。

—— 活动 ——
下面的例子是关于罗伯特的量表。你可以和父母、老师或一个小型社交技能小组好好聊聊这个量表。

违反法律。公开评论女孩的身材。这种评论会把女孩吓到，她会觉得你很危险。另外，除非得到女孩允许，否则你绝不能亲吻或触碰她。

特意绕道，在走廊里跟在女孩后面走。有些人可能会认为这样做简直就是种骚扰行为，违反了法律，也很吓人。

盯着你喜欢的女孩看，却一句话也不和她说。这种行为看起来很奇怪，那个女孩很可能不想待在你身边。记住：她没办法读懂你的心思，所以如果你打算盯着她看超过一秒钟，你必须要开口和她说话。另外，注意观察她的面部表情。如果她看起来很不高兴，你就不要再盯着她看了。

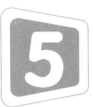

和你感到安全的人聊一聊你喜欢的女孩。和你喜欢的女孩围坐同一张桌子吃午餐。和她一起在小组里面工作。参加课外活动时，坐在她旁边。

快速看一眼你喜欢的女孩，然后对她微笑。如果在学校外面见到她，你可以对她说"你好"。

当事情好像失去控制时

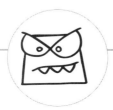

在学校、工作单位甚至是家里，无论我们怎样努力，日常生活中总有不高兴、焦虑甚至是失去控制的时候。现在我们来看另一个量表。实际上，它是一个经过特殊设计的曲线，它能帮你理解自己的焦虑程度，而且一旦你理解了自己的焦虑曲线，你就可以用它向父母或特教老师说明自己的情况。

这个量表和我们说过的第一个量表有点不同。所有的等级都和紧张、压力、焦虑这些感觉有关。下面我们来一一介绍。

当一切都顺利的时候，你处在 1 级。你感到放松，也很高兴。这时是学习和与他人见面的最佳时机。**当人们的身体（语言）和面部（表情）处于 1 级时，他们通常不会吓到别人。**

处于 2 级时，你感到有点紧张。情况还不坏，但是这意味着你对某事感到有点不安，或者你因为某个原因而感到不舒服。处于 2 级时，大多数人还是可以工作和思考的，他们也不会吓到别人，但是有一点很重要，那就是要明确是什么让你有了 2 级感受。你有这样的感受可能是因为房间太热或太冷，还可能是因为你饿了或你当时的脾气有点不好。下面几个词可以用来形容 2 级感受：脾气坏、容易生气、闷闷不乐。**当你感觉达到 2 级时，知道哪些想法能帮到自己，这一点也很重要。**

到 3 级时，你会切实地感觉到自己开始变得紧张起来。有很多事情会让我们变得紧张，例如，别人告诉你作业做错了、感觉人们都把你忽略了。如果你和朋友的聊天不顺利，或者你开始感到害怕或有压力，你的感觉也会到达 3 级。这时，你会感到相当焦虑、躁动不安，你可能都开始来回踱步了。一定要特别留意这样的感觉。**如果你感觉自己到了3级，你应该制订一个计划让自己的身体冷静下来。**

你必须要留意自己的3级感觉，因为这是你能够清晰且理智地思考的最后机会。这时你必须做出决定，这个决定很重要，它关系到下一步将会发生什么。这个决定可能是散散步、去心理咨询室，或者和一位你感觉安全的成人聊一聊。和一位你信得过的成人聊聊，想想处在3级时可以做些什么有益的事。

此刻是你进行放松活动的最佳时机，比如，看看你喜欢的东西的照片、做做深呼吸，或者听听让你放松的音乐。按摩你的下巴来放松面部也能起到作用，因为有时一张紧绷的脸会让别人觉得你很可怕。

到达4级时，你已经不能清晰地思考了！有位叫托尼·阿特伍德（Tony Attwood）的名人曾说过："当你的感受到达4级时，你的智商会跌到90以下。"这是超级大的压力或怒火。极度焦虑有可能是慢慢累积起来的，也有可能是某件事情让你一下子飙升到4级。这是个**危险地带**。它离犯法只有一步之遥。

如果到了4级，你需要有个应急预案，这个预案是你自己事先就考虑好的，而且先前也多次练习过了。

● 第一步最好就是不说话。当人们的感受到达4级时，他们很有可能骂人或提高嗓门说话。4级行为会吓到别人。如果在学校有人专门为你制订了行为计划，那么很有可能你在生活中经常达到4级。

● 到达4级后，还有一个好的处理方式就是把双手放在一起，尽量把它们放低，远离自己的面部。当人们的感受到达4级时，他们很

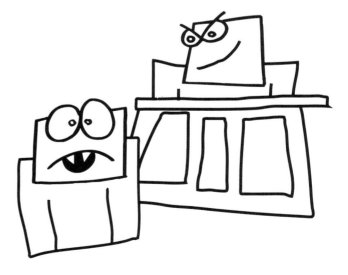

有可能出现挥手的动作。这个动作让其他人感到害怕，他们可能觉得你要攻击他们。

- 有时，闭上眼睛或用手捂住耳朵也可以让你的身体平静下来。

- 此外，学习如何放慢呼吸也会有所帮助。

关键是，你不能等自己的感受到了 4 级，才明白过来。你必须有一个"让你的身体平静下来"的**计划**(可以查看本书后面的一些建议)。

如果你已经到了 **5 级**，那就太晚了，这是一个残酷的事实。你已经越过了界限，可能已陷入诸如发脾气或"崩溃"这样的麻烦中。小的时候发生这样的事情，你会惹上麻烦、失去特权，或被关在自己的房间里。现在你已经长大了，如果你的行为达到 5 级，你可能就要受到法律的制裁。

经历 5 级以后，你可能会感到压力很大，需要一段时间，身体才能回到 1 级。因此，你应该在事情出错后，制订一个计划让自己放松下来。你在不确定自己是否完全回落至 1 级或至少是 2 级之前，不要继续执行当天的安排，要给自己一点时间。

不要过早地回去工作或回教室上课，因为此时你的大脑和身体还没有准备好。你的智商仍然"不在线"，所以你可能做不出正确的决定。而且，你可能还在气头上，而其他人无法读懂你的想法，所以他们可能仍然怕你。

所以，别冒这个险。让你的身体放松下来是第一要务。你不能再让自己失去控制了。闭上眼睛，不说话，屁股坐在手上，跑去洗手间，竭尽所能让自己的身体平静下来。

焦虑曲线：如何使用 5 级量表帮助你 和他人在困境中控制好自己

具体焦虑曲线如下图：

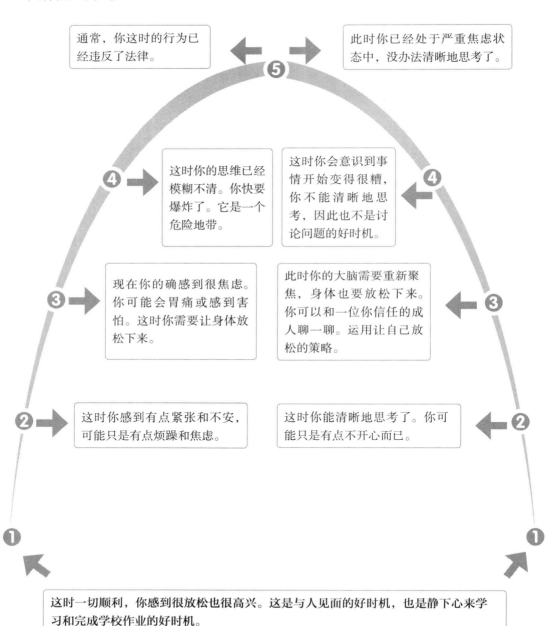

通常，你这时的行为已经违反了法律。

此时你已经处于严重焦虑状态中，没办法清晰地思考了。

这时你的思维已经模糊不清。你快要爆炸了。它是一个危险地带。

这时你会意识到事情开始变得很糟，你不能清晰地思考，因此也不是讨论问题的好时机。

现在你的确感到很焦虑。你可能会胃痛或感到害怕。这时你需要让身体放松下来。

此时你的大脑需要重新聚焦，身体也要放松下来。你可以和一位你信任的成人聊一聊。运用让自己放松的策略。

这时你感到有点紧张和不安，可能只是有点烦躁和焦虑。

这时你能清晰地思考了。你可能只是有点不开心而已。

这时一切顺利，你感到很放松也很高兴。这是与人见面的好时机，也是静下心来学习和完成学校作业的好时机。

(*The Anxiety Curve*, Buron & Curtis)

为什么控制焦虑和愤怒如此重要

认识焦虑曲线会对你的生活产生巨大的影响。如果你无法控制你的怒气，有些事情你可能无法完成。例如，如果你经常上升到 4 级或 5 级，你会租不到公寓、无法独立生活、不能上大学、不能住宿舍，也考不了驾照。

如果能控制好自己的 4 级和 5 级情绪，那么你恋爱或结婚的可能性就会很大。同样，你找到并保住一份工作的可能性也会很大。

即使你从来没有学过阅读、数学或科学，你也可以独立地在社区里活动，**但是**如果你没学会控制自己的 4 级和 5 级情绪，做出伤害甚至恐吓别人的行为，社区是不会容忍你的行为和情绪的，你会因此失去成为独立公民的权利。

这可能听起来很严重，可正是因为有这样的规则和法律，社会上这么多人生活在一起才没有引发混乱。对于互相伤害和恐吓这样的行为，我们必须要有一些硬性规定。

不要！不要！不要超过 5

活动

在下面的曲线上逐级填写你自己的具体感受，然后把这个曲线图分享给父母、老师或社交技能小组。

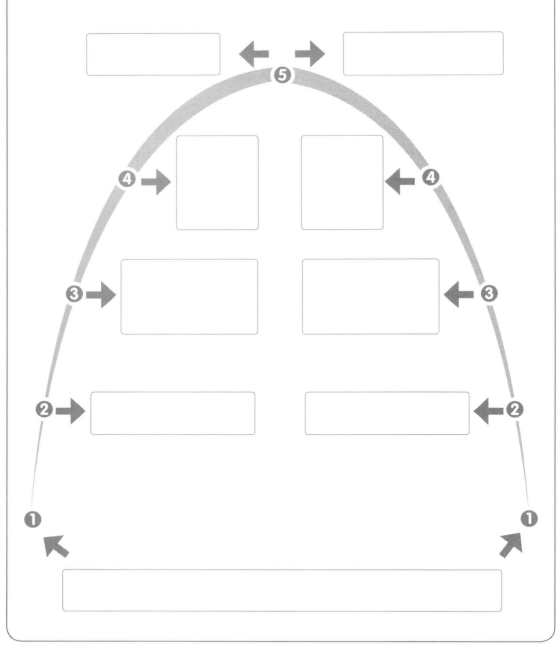

032

—— 活动 ——

有哪些事情能帮你控制自己的焦虑，不让它们升级呢？把它们逐级填在曲线图上。你可能需要父母、老师或朋友的帮助。该活动也可以帮助你与他人分享这方面的信息。

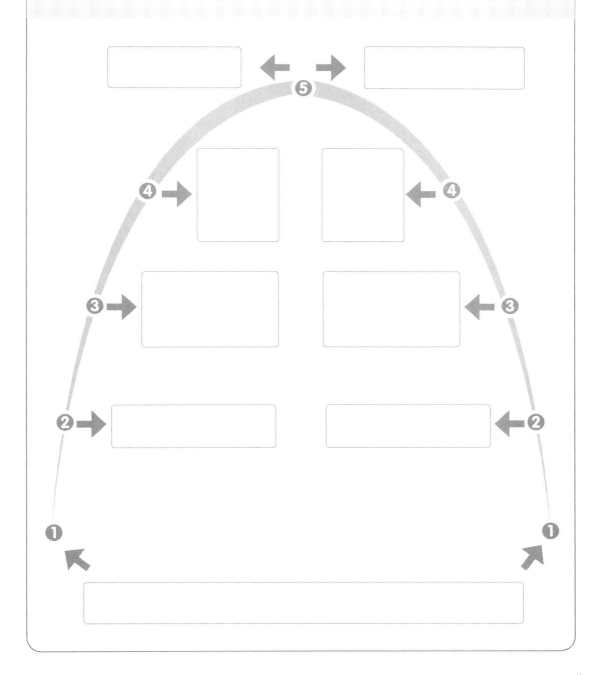

这不公平！

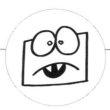

这是我最不想和你谈的一个话题。它与另一个危机计划有关。该计划是专门为你而写的。我直接告诉你，你可能会认为这个计划里的规则毫不公平。著名科学家南希·明舒（Nancy Minshew）把它们称为"绝无仅有的规则"。这些规则**只是为了**确保你和周围其他人的安全。你可能认为这个计划不公平，原因之一在于其他人可能不必遵循这个计划。你对这个计划可能感到不高兴，这也是完全可以理解的，下面我将尽我所能把它的重要性解释清楚。

还记得我说过这样的观点吗？有些人很容易就能学会社交，而有些人则不然。假如你已经不止 10 岁了，可你在学校或工作中的行为常会达到 4 级，那么你就需要额外的帮助来处理自己的行为，让自己远离麻烦。如果你真的是在非常努力地与他人相处，但结果总是一团糟，那么你也需要额外的帮助。

社交界限非常重要。如果我们首先尝试的策略不起作用，但因为社交界限的存在，我们的行为就不会上升至 5 级。该计划就运用了"社交界限"这个概念，它是我们的救命武器，我们必须认真对待。

此外，大多数社交活动进行得非常快，这意味着你必须快速思考。社交活动本来就让你有点紧张，压力更会降低你的思考速度。当你变得无法快速思考，跟不上正在发生的事情的进度时，你也需要该计划。

好了，说的够多了。这个至关重要、平时绝不可能发生的危机计划是针对非黑即白的思考方式制订的。还记得我们讨论过的很多社交问题吗？它们都很模糊，很难理解。你的计划必须要坚实、清晰、坦诚和系统。事实上，它是一个流程图，你也可以把它当作地图，就像你可以跟着它走出困境一样。

下面是一个该计划的示例。我的朋友塔库想和别人约会。他已经 21 岁了，有一份工作。他为人很好，长得也帅，喜欢结识女孩子。一天，他在工作中遇到了一位相当不错的女孩，名叫基莎。他和基莎聊天，基莎对他也很好。那天晚上，他给她打电话，约她出去。基莎却说她很忙，走不开。塔库认为这个理由很合理，所以没有不高兴。

那个周末，他又给基莎打电话，问她是否愿意和他一起出去。她说她得洗衣服。塔库认为这个理由也合情合理，所以也没有生气。到了第二个星期，塔库给基沙打了五次电话。每次约她出去，她都有借口不出去。

接下来，周一上班时，老板就把塔库叫到了办公室，问他为什么要打扰他的同事基莎。塔库说他没有打扰她，他只是想约她出去。老板告诉他，他的行为快要构成骚扰了，如果他不停止的话，他就会被开除！

问题似乎出在塔库没有理解女孩的非言语沟通（就是我们谈论过的灰色地带）。也就是说，他没有注意到，虽然基莎没有以说出来的方式直接拒绝他，但她在工作时不和他说话，多次不愿意和他出去约会。塔库不明白这其实意味着她根本不想和他出去，他这时不应该再约她了。

当人们不想伤害别人的感情时，他们有时会使用灰色方式的沟通。也就是说，他们编造一个借口，让他们的话听起来更友善些，可是他们的非言语沟通是在说："我不感兴趣。"

塔库并不想让这个女孩生气，他当然也想不到，其实她非常生气，因为她都把状告到老板那里了。之所以出现这样的结果，主要是因为塔库很难读懂灰色方式的沟通。塔库和他的指导顾问一起制订了给女孩打电话的社交决策计划。塔库的计划叫作"三振出局"。这是一个黑白分明、清晰简单并且坦诚的计划，用来帮助他摆脱困境。

塔库的"三振出局"计划

塔库遇到一位他喜欢的女孩，对方好像也喜欢他。**他在密切地关注女孩的行为举止。**她有没有对他笑？她看起来想和他说话吗？身体有没有靠近他？在听他说话的时候她的身体有没有全部朝向他？如果他觉得，无论是她的言语还是非言语都表明她可能喜欢他，那么他就可以约她出去。如果她同意了，那真是太好了。如果她拒绝了，那么**塔库必须和他信任的朋友先就此情况聊一聊。**如果他的朋友觉得可以继续的话，塔库可以第二天再次约她出去。

如果女孩第二次又拒绝了，塔库一定要等到上班见到她本人或其他他们可以见到面的时间再说。**他必须要非常密切地关注女孩再见到他时的行为举止。**她是不是还对他笑？他在和她说话的时候，她的身体有没有靠近他？在他说话的时候，她有在认真听吗？

这些灰色沟通地带很关键，它能帮助塔库弄明白女孩有没有因为他打电话约她出去而不高兴。如果她不想和他说话，也不再对他笑，塔库千万不能再给她打电话了。这些非言语行为等同言语，即使它们有时很难被捕捉到。女孩的行为可能表明了她开始觉得和他在一起不舒服了。

另一方面，如果塔库看到女孩仍然对他笑，举止也很友好，他可以**第三次**约她出去。如果这次她还是拒绝了，那么就到此为止吧！塔库不应该再约她出去了。

有人可能认为这个计划不公平。要是女孩真的是一连三天晚上都要洗衣服呢？也许女孩在塔库第四次约她时就同意了呢？

统计数据表明，如果一个人拒绝了别人三次约会的提议，那表明他 / 她根本不想和这个人约会。虽然我们不确定是不是每个人都如此，但是我们确实知道塔库很难理解灰色的非言语沟通。我们还知道他差点因为此事而被老板开除。

它是塔库**成功约会的计划**。它能帮助他安心地约女孩出去。他不用担心自己可能会无意中吓到别人。所以，这真的是一个安全的计划。它能让塔库把他的约会行为一直保持在1级或2级。虽然它不能解决全部问题，但是它能让生活变得更简单一点。

♡ 塔库的流程图 ♥

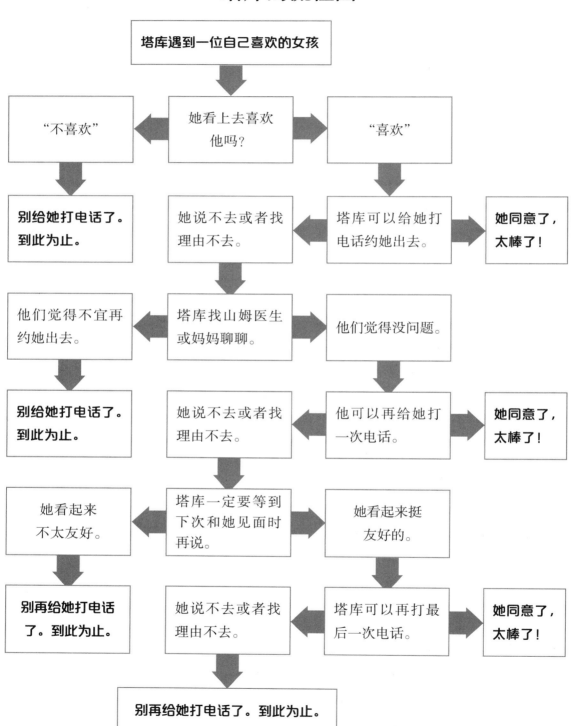

塔库遇到一位自己喜欢的女孩

"不喜欢" ← 她看上去喜欢她吗？ → "喜欢"

别给她打电话了。到此为止。

她说不去或者找理由不去。 ← 塔库可以给她打电话约她出去。 → 她同意了，太棒了！

他们觉得不宜再约她出去。 ← 塔库找山姆医生或妈妈聊聊。 → 他们觉得没问题。

别给她打电话了。到此为止。

她说不去或者找理由不去。 ← 他可以再给她打一次电话。 → 她同意了，太棒了！

她看起来不太友好。 ← 塔库一定要等到下次和她见面时再说。 → 她看起来挺友好的。

别再给她打电话了。到此为止。

她说不去或者找理由不去。 ← 塔库可以再打最后一次电话。 → 她同意了，太棒了！

别再给她打电话了。到此为止。

最后的话

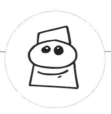

　　要理解别人并非易事。至于别人对你做的事情会有何感受，你也很难猜测出来。有时，似乎每个人都知道是怎么回事，除了你！这就是我要写这本书的原因。我很诚实地说，有时候事情就是不像我们预想的那样发展。我尝试列出一些活动，帮助你更好地了解他人和自己。我希望它们能奏效，但如果你尝试了所有的方法后，发现自己还在困境中，**请寻求帮助**。找你信任的人聊一聊，和他们一起制订一个对你有用的计划。仅靠你一人去解决问题太难了，但它又太重要了，你不能什么也不做。

卡丽

保持身体平静或将自己从 4 级降到 2 级或从 3 级降到 1 级的一些建议

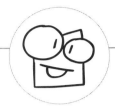

● **每周至少开展两次有组织的放松课程。**它们可以作为你的学校课程的一部分，也可以在家里实施。通过这些课程，你将学习如何让身体保持在 5 级量表的较低等级上。瑜伽、武术就是很完美的课程选择。

● **了解呼吸。**当我们感到不安的时候，呼吸会变得很短促，这也让我们很难平静下来。感到不安时，**先放慢你的呼吸**，然后做几次深呼吸，想象着把空气从你的脚底一直向上拉，直至拉出头顶。

● **做一个小相册，里面放上一些让你感觉良好、帮你冷静下来的照片。**你可以把相册放在书桌上、钱包里或公文包里。如果你某天过得很糟糕，你可以找个安静的地方坐下来看看这些照片。如果你有一个喜欢的地方，如避暑小屋、船甚至后院秋千架，你可以把它们拍成照片，放进相册里。看了你喜欢的地方的照片后，你可以闭上眼睛，想象自己现在就在那个地方。

● **试一试冷静程序。**冷静程序由一系列放松动作组成，你可以在一天中多次练习。在你将这套程序练习得足够多后，在危机发生时你就能立刻运用它帮助你把身体和大脑冷静下来。

—— 活动 ——

试一试下面的冷静程序。它能让你感觉好点吗？能让你冷静下来吗？什么样的调整会让它更切合你的情况？

该冷静程序如下：双手握拳，闭上双眼，横向来回抚摸额头，然后搓搓双腿。重复该程序五次，将你的压力等级降下来。

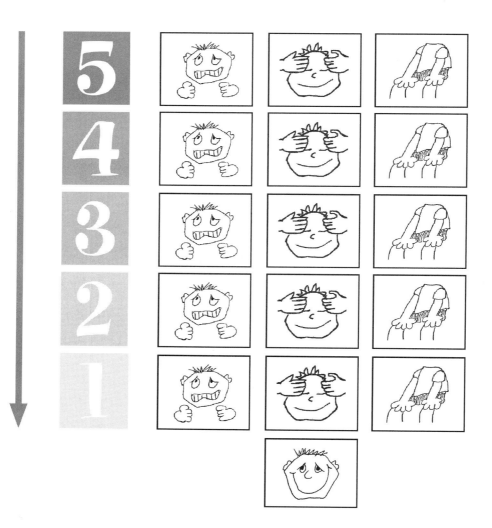

Buron, Manns, Schultz, & Thomas, 2004. From *When My Worries Get Too Big*! K. D. Buron, 2006.
Shawnee Missun, KS: AAPC. Reprinted with Permisson.

推荐阅读

卡丽·邓恩·比龙，米茨·柯蒂斯.神奇的 5 级量表：提高孩子的社交情绪能力 [M].潘敏，译.第 2 版.北京：华夏出版社，2020.

卡丽·邓恩·比龙，简·蒂尔费尔德·布朗，等.社交行为和自我管理：给青少年和成人的 5 级量表 [M].潘敏，译.北京：华夏出版社，2020.

卡丽·邓恩·比龙.焦虑，变小！变小！ [M].潘敏，译.第 2 版.北京：华夏出版社，2020.

托尼·阿特伍德.阿斯伯格综合征完全指南 [M].燕原，冯斌，译.北京：华夏出版社，2020.

天宝·格兰丁，肖恩·巴伦.社交潜规则：以孤独症视角解析社交奥秘 [M].张雪琴，译.第 2 版.北京：华夏出版社，2020.

卡罗尔·格雷.社交故事新编 [M].鲁志坚，王漪虹，译.十五周年增订纪念版.北京：华夏出版社，2019.

琳达·A.霍奇登.促进沟通技能的视觉策略 [M].陈质采，李碧姿，译.北京：华夏出版社，2019.

琳达·A.霍奇登.解决问题行为的视觉策略 [M].陈质采，龚万菁，译.北京：华夏出版社，2019.

乔尔·沙乌尔.用火车学对话：提高对话技能的视觉策略 [M].王漪虹，译.北京：华夏出版社，2019.

乔尔·沙乌尔.用电脑学社交：提高社交技能的视觉策略 [M].王漪虹，译.北京：华夏出版社，2019.

乔尔·沙乌尔.用颜色学沟通：找到共同话题的视觉策略 [M].王漪虹，译.北京：华夏出版社，2019.

弗蕾达·布里格斯.特殊儿童安全技能发展指南 [M].张金明，等译.北京：华夏出版社，2017.

帕梅拉·沃尔夫伯格.孤独症儿童的游戏和想象力 [M]. 马安迪，索燕京，译.第 2 版.北京：华夏出版社，2017.

艾米·布伊.行为导图：改善孤独症谱系或相关障碍人士行为的视觉支持策略 [M]. 黎文生 , 等译.北京：华夏出版社，2017.

利安娜·霍利迪·威利.故作正常：与阿斯伯格征和平共处 [M]. 朱宏璐，译.北京：华夏出版社，2016.

特丽·库温霍芬.智能障碍儿童性教育指南：正确认识身体、界限和性 [M]. 林纯真 , 刘琼瑛 , 译.北京：华夏出版社，2016.

埃伦·诺特波姆.孤独症孩子希望你知道的十件事 [M]. 秋爸爸，燕原，译.最新增订版.北京：华夏出版社，2014.

洛娜·温.孤独症谱系障碍：家长及专业人员指南 [M]. 孙敦科，译.北京：华夏出版社，2013.

图书在版编目（CIP）数据

不要！不要！不要超过5！：青少年社交行为指南 /（美）卡丽·邓恩·比龙 (Kari Dunn Buron) 著；潘敏译. --北京：华夏出版社有限公司，2020.11（2021.3 重印）

（5 级量表系列）

书名原文: A 5 Is Against the Law! Social Boundaries: Straight Up! An honest guide for teens and young adults

ISBN 978-7-5080-9943-9

Ⅰ．①不… Ⅱ．①卡… ②潘… Ⅲ．①孤独症—康复训练 Ⅳ．①R749.940.9

中国版本图书馆 CIP 数据核字(2020)第 082109 号

A 5 Is Against the Law! Social Boundaries: Straight Up! by Kari Dunn Buron，MS

Original copyright © 2007 by AAPC Publishing, U.S.A.

Chinese edition copyright © 2020 by Huaxia Publishing House Co., Ltd.

All rights reserved.

©华夏出版社有限公司　未经许可，不得以任何方式使用本书全部及任何部分内容，违者必究。

北京市版权局著作权合同登记号：图字01-2020-2777号

不要！不要！不要超过5！：青少年社交行为指南

作　　者　[美]卡丽·邓恩·比龙
译　　者　潘　敏
责任编辑　薛永洁　李傲男

出版发行　华夏出版社有限公司
经　　销　新华书店
印　　刷　三河市万龙印装有限公司
装　　订　三河市万龙印装有限公司
版　　次　2020 年 11 月北京第 1 版　　2021 年 3 月北京第 2 次印刷
开　　本　787×1092　1/16 开
印　　张　3.5
字　　数　48 千字
定　　价　28.00 元

华夏出版社有限公司　　地址：北京市东直门外香河园北里 4 号　　邮编：100028
网址：www.hxph.com.cn　　电话：（010）64663331（转）
若发现本版图书有印装质量问题，请与我社营销中心联系调换。